SITZUNGSBERICHTE DER SÄCHSISCHEN AKADEMIE DER WISSENSCHAFTEN ZU LEIPZIG

Mathematisch-naturwissenschaftliche Klasse
Band 116 · Heft 1

WERNER RIES

STUDIEN ZUM BIOLOGISCHEN ALTER

AKADEMIE-VERLAG · BERLIN
1982

SITZUNGSBERICHTE DER SÄCHSISCHEN AKADEMIE
DER WISSENSCHAFTEN ZU LEIPZIG

Mathematisch-naturwissenschaftliche Klasse
Band 116 · Heft 1

WERNER RIES

STUDIEN ZUM BIOLOGISCHEN ALTER

mit 10 Abbildungen

AKADEMIE-VERLAG · BERLIN

1982

Vorgetragen in der öffentlichen Sitzung am 16. Januar 1981
Manuskript eingereicht am 22. Januar 1981
Druckfertig erklärt am 26. Mai 1982

Erschienen im Akademie-Verlag, DDR-1086 Berlin, Leipziger Straße 3–4

Lizenznummer: 202 · 100/517/82
Gesamtherstellung: VEB Druckhaus „Maxim Gorki“, 7400 Altenburg
Bestellnummer: 763 039 2 (2027/116/1) · LSV 2305
Printed in GDR
DDR 4,– M

Einleitung

Die Aufgaben der klinischen Gerontologie liegen in verschiedenen Ebenen. Von großer praktischer Bedeutung sind Untersuchungen über die Beziehungen zwischen Altern und Krankheit aus der speziellen Sicht einzelner Fachgebiete, also etwa der inneren Medizin, der Chirurgie oder der Orthopädie. Auf der anderen Seite stellen sich dem klinischen Gerontologen bestimmte Aufgaben, die den Rahmen von Fachgebieten sprengen und sich aus dem typischen Spektrum einer Querschnittsdisziplin ergeben. Dazu gehören z. B. die Erforschung von Risikofaktoren des Lebens, die Analyse der Multimorbidität im Laufe des Daseins, Untersuchungen über die Langlebigkeit, die Erarbeitung von Richtlinien für eine altersgerechte Therapie und nicht zuletzt die Bestimmung des biologischen Alters. Das letztgenannte Thema ist für die Gerontologen aller Arbeitsrichtungen von gravierender Bedeutung und gehört sicher zu den interessantesten, aber auch schwierigsten Fragestellungen, mit denen sich die Alternsforschung auseinanderzusetzen hat. Die Probleme beginnen bei der Terminologie und reichen über philosophische, methodologische, mathematische, statistische und klinische Fragen bis hin zur Organisation entsprechender Untersuchungen.

1. Terminologie

Die Frage, was man unter dem biologischen Alter zu verstehen habe, ist nicht so einfach zu beantworten, wie man prima vista meinen könnte. In der gerontologischen Literatur finden sich keine einheitlichen oder anerkannten Definitionen. Möglicherweise setzt man voraus, daß das biologische Alter ohne weiteres begrifflich vorstellbar sei und keiner besonderen Erklärung bedürfe. Nicht selten begnügt man sich mit dem Hinweis, daß es sich vom chronologischen bzw. kalendarischen Alter unterscheide oder auch mit ihm identisch sei. In diesem Sinne zitiert man häufig die alte Formulierung Max BÜRGERS, daß es „greise Jünglinge“ und jugendliche Greise“ gäbe. Wer sich aber näher mit der Problematik befaßt, spürt sehr bald, daß eine solche auf Alternativen aufgebaute Begriffsbestimmung nicht ausreicht. Es ist daher geboten, sowohl für das chronologische als auch für das biologische Alter Definitionen zu entwickeln, die als tragfähiges Fundament für entsprechende Untersuchungen geeignet sind.

Chronologisches Alter

Das chronologische Alter eines Individuums ist in einfacher Form zu bestimmen, wenn das Geburtsdatum bekannt ist. Es ergibt sich aus der Differenz des Bestimmungstermins zum Geburtstermin und läßt sich in diesem Sinne wie folgt definieren:

„*Das chronologische Alter kennzeichnet die Lebensdauer eines Individuums zu einem bestimmten Zeitpunkt seines Lebens.*"

Die Zeit, in der die Phänomene des Lebendigen ablaufen, also die individuelle des jeweiligen Individuums, wurde auch als biotische Zeit bezeichnet (GROTE, 1956). Sie ist eine unmittelbare Eigenschaft des Lebens, des Alterns. Man nennt sie auch Eigenzeit (2).

Biologisches Alter

Der zeitliche Gang des individuellen Lebens ist von ständigen Veränderungen begleitet, die von BÜRGER (1956) als Biomorphose bezeichnet wurden. Mit der Erfassung des biologischen Alters wird angestrebt, das Ausmaß dieser Wandlungen zu einem bestimmten Zeitpunkt des chronologischen Alters zu präzisieren. Das biologische Alter ist dabei als eine Resultante aus physischen und psychischen Kenngrößen anzusehen und somit wie folgt zu definieren:

„*Das biologische Alter kennzeichnet den Allgemeinzustand eines Individuums zu einem bestimmten Zeitpunkt seines chronologischen Alters, charakterisiert durch physische und psychische Merkmale.*"

Das Studium der neuen Literatur, die kürzlich ČEBOTAREV und MINC (1978) zusammengestellt haben, läßt aber erkennen, daß man bei der Definition des biologischen Alters von zwei unterschiedlichen Standpunkten ausgehen kann.

1. Man versteht unter dem biologischen Alter eine Größe, die sich aus den Alternsveränderungen per se ergibt und somit das „normale" Alter widerspiegelt. Folgt man dieser Vorstellung, dann können zur Ermittlung des biologischen Alters nur solche Merkmale herangezogen werden, die als typische Phänomene des normalen Lebensablaufes gelten. Es ist ferner zu fordern, daß sie sich mit dem Alter wesentlich verändern und in ihrer Dynamik bedeutendere Unterschiede aufweisen als sie der Streuung einer Altersgruppe entsprechen. Alle als zufällig anzusehenden Merkmale, also auch pathologische Phänomene, sind bei einem solchen Denkansatz aus dem Methodenspektrum auszuschließen.

Nach unseren Überlegungen führt aber die Einhaltung solcher Voraussetzungen zu einer Größe, die man als das „orthologische Alter“ bezeichnen sollte. Sie ist wie folgt zu definieren:

„*Das orthologische Alter kennzeichnet den Allgemeinzustand eines Individuums zu einem bestimmten Zeitpunkt seines chronologischen Alters, charakterisiert durch normale physische und psychische Merkmale.*“

Es sei ergänzt, daß die in der medizinischen Umgangssprache übliche Gleichsetzung des Wortes „normal“ mit „physiologisch“ nicht korrekt ist, da die Physiologie die Lehre von den physikalisch erklärbaren Lebensfunktionen ist. Der Begriff „orthologisch“ ist deshalb zu bevorzugen.

2. Die Erfassung des orthologischen Alters ist für die Beschreibung von Alternsveränderungen sicher von Bedeutung, entspricht aber nicht den Anforderungen, die man aus klinischer Sicht an die Ermittlung des biologischen Zustandes eines Organismus im weitesten Sinne stellen muß.

   Es ist daher die Ansicht zu vertreten, daß eine Bestimmung des biologischen Alters nicht nur orthologische Befunde, sondern auch stochastische Einflüsse berücksichtigen sollte, soweit sie erkennbar und meßbar sind. Von dieser Vorstellung ausgehend, ist es gerechtfertigt, auch pathologische Phänomene in die Berechnung einzubeziehen. Man kann somit definieren:

„*Das biologische Alter kennzeichnet den Allgemeinzustand eines Individuums zu einem bestimmten Zeitpunkt seines chronologischen Alters, charakterisiert durch orthologische und pathologische Merkmale.*“

Es entspricht sinngemäß der von Beier et al. (1973) angegebenen Zustandsvariablen, die als Vitalität eines biologischen Systems bezeichnet wird.

2. Biologische Studien

Die Zählung von Jahresringen ist ein bekanntes Hilfsmittel zur Altersbestimmung von Bäumen. In ähnlicher Weise kann man aus strukturellen Veränderungen an Tieren auf ihr Lebensalter schließen. So basiert die Altersbestimmung eines Pferdes nicht zuletzt auf dem Zustand seines Gebisses, indem man aus der Abnutzung der Zähne und der Struktur der Wurzeln die Zahl der Lebensjahre festlegt. Man leitet also das chronologische Alter aus biologischen Funktionen ab. Strukturelle Alternsmerkmale finden sich auch an den Schuppen der Fische.

Balázs (1977) berichtete über Studien an Muscheln, die an ihren Schalen Jahresringe bilden, aus denen ihr Alter scheinbar abzulesen ist. Es zeigte sich allerdings, daß manche dieser Tiere jährlich nicht nur einen, sondern zwei Ringe bilden. Weiterhin ergab sich, daß bestimmte Faktoren, wie z. B. plötzliche klimatische Veränderungen, Verschmutzungen des Wassers durch Chemikalien sowie Verletzungen oder Krankheiten, zeitweilig die Funktion der Ringbildung unterbrechen können. Man kann deshalb, so BALÁZS (1977), nicht ohne weiteres aus der Zahl der Jahresringe auf das chronologische Alter der Muscheln schließen, zumal nicht die größten Tiere auch die ältesten sein müssen, da ihre Wachstumsgeschwindigkeit unter anderem vom Nahrungsmittelangebot abhängt.

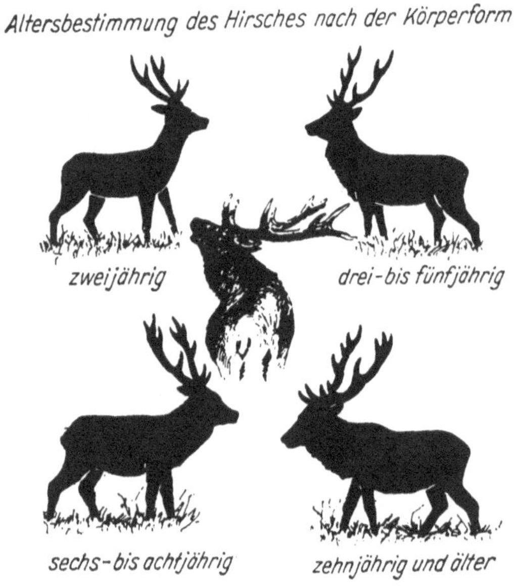

Abb. 1

Erwähnenswert sind in diesem Zusammenhang die Bemühungen der Jäger, das biologische Alter von Wildtieren an Hand typischer Merkmale zu ermitteln. Abbildung 1 zeigt die Möglichkeit einer Altersbestimmung von Hirschen nach der Körperform (28).

3. Biochemische Studien

Aus den Reihen der experimentellen Gerontologen wurden biochemische Analysen zur Ermittlung des biologischen Alters vorgeschlagen. Dabei spielten vor allem der Gerüsteiweißkörper Kollagen sowie das Alterspigment Lipofuszin eine Rolle.

Die Bedeutung des Kollagens für derartige Studien wurde besonders von VERZÁR hervorgehoben und in zahlreichen Studien begründet (59, 60). Beim Kollagen handelt es sich um ein Protein, das 33% des Körpereiweißes ausmacht. Es findet sich im ganzen Körper in großen Mengen und ist am Aufbau von Skelett, Gelenken, Sehnen, Haut, Gefäßen und fast aller parenchymatöser Organe beteiligt. Nach HOFECKER (1976) sind Alternsveränderungen des Sehnenkollagens gut reproduzierbare Parameter für das biologische Alter. Die Festigkeit der kollagenen Fasern ist vor allem auf die Quervernetzungen, die sogenannten cross-links zurückzuführen. Das Ausmaß stabiler kovalenter Quervernetzungen erhöht sich während des ganzen Lebens. Die Folgen sind stärkere

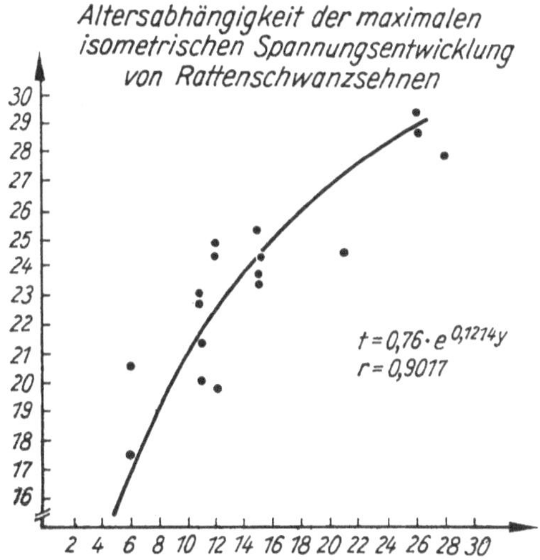

Abb. 2. Altersabhängigkeit der Kontraktionsmaxima in 5 M $NaClO_4$-Lösung (20° C) bei isometrischer Messung der Rattenschwanzsehne (30)
Ordinate: Kontraktionsfähigkeit (p), Abszisse (t)

Aggregation der Moleküle und eine mit dem Alter zunehmende Kristallinität der Struktur (53). HOFECKER (1976) hat die isometrische Spannungsentwicklung der Rattenschwanzsehne, deren isolierte Fäden zu 99% aus Kollagen bestehen, bei chemisch-osmotischer Denaturierung durch 5 M $NaClO_4$-Lösung gemessen. Die maximale Kontraktionskraft stieg mit dem Alter an. Die durch den Punkteschwarm gelegte Regressionslinie zeigt, daß der Zusammenhang zwischen Kollagenalter und chronologischem Alter nicht linear verläuft (Abb. 2).

Es sei allerdings erwähnt, daß der Wert des Kollagens für die Bestimmung des biologischen Alters von klinischer Seite in Zweifel gezogen wurde. EMMRICH

(1969) analysierte die Ausscheidung der Aminosäure Hydroxyprolin, die als charakteristisch für das gelöste Kollagen angesehen werden kann. Die ausgeschiedene Menge im Urin zeigte sich zwar abhängig von Alter und Geschlecht, wies aber hohe Streuwerte auf. Da sich zwischen Gesunden sowie Kranken mit degenerativen Gefäßleiden keine eindeutigen Unterschiede ergaben, äußerte sich EMMRICH (1969) skeptisch über den Wert der Hydroxyprolinbestimmung als Indikator für das Alter.

Beim Lipofuszin, dem sogenannten Alterspigment, handelt es sich um einen Restkörper lysosomaler Genese. Man findet die Substanz intrazellulär meist in Herz, Nervensystem, Muskel, Leber, Ovarien, Testes und Nebennierenrinde. Im Bereich der elastischen Fasern wurde lipofuszinähnliches Pigment auch extrazellulär beobachtet. Obgleich bisher nicht entschieden ist, ob der Lipofuszinanreicherung für das Altern eine kausale oder nur symptomatische Bedeutung zukommt, hält HOFECKER (1976) ihre Beziehung zum biologischen Alter für gesichert.

4. Physiologische Studien

Aus physiologischer Sicht hat man vor allem den Einsatz der Ergometrie im Sinne einer Messung der Belastbarkeit des Herz-Kreislaufsystems für die Beurteilung des biologischen Alters empfohlen. Auch BÜRGER sah bereits 1954 in solchen Methoden den besten biologischen Alters-Index. Man hat in den letzten Jahrzehnten zahlreiche Verfahren entwickelt, mit denen man in verschiedenen Variationen (Stufentest, Tretbahn, Fahrradergometer) das kardiopulmonale Leistungsvermögen bestimmen kann. Entsprechende Techniken gehören heute zur Funktionsdiagnostik der internen Kliniken.

In bezug auf eine Altersabhängigkeit ergometrischer Befunde wurden zahlreiche Berichte vorgelegt, nicht zuletzt aus den Reihen der Sportmediziner. Eine neuere Zusammenstellung findet sich bei HOLLMANN et al. (1978). Die besondere Problematik solcher Studien liegt allerdings darin, daß die psychische Einstellung der Testperson, also ihre Motivation, nicht im genügenden Maße miterfaßt werden kann.

Bemerkenswerte Studien zur Altersabhängigkeit physiologischer Merkmale liegen aus dem Bereich der Sinnesphysiologie und der entsprechenden klinischen Fachgebiete vor. So bezeichnete SACHSENWEGER (1968) das Auge als Organ par excellence zur Erfassung von Alternsveränderungen. Die Kurve von DUANE (1931) über die Altersabhängigkeit der Akkommodationsbreite zählt zu den klassischen Ergebnissen der Alternsforschung. Ähnliches gilt für Veränderungen des Gehörsinns (9, 40). In diese Studien ordnen sich auch Befunde über eine Altersabhängigkeit der chemischen Sinne Geschmack und Geruch ein, die kürzlich von PLATTIG et al. (1980) veröffentlicht wurden.

5. Psychologische Studien

In der gerontologischen Literatur über Untersuchungen zur Bestimmung des biologischen Alters finden sich bisher nur wenige Hinweise auf die Einbeziehung psychologischer Testmethoden. Eine Ursache für diese Erscheinung ist wohl darin zu sehen, daß sich die einzelnen Zweige der Gerontologie unterschiedlich entwickelt haben und insbesondere die medizinische und die psychologische Alternsforschung noch nicht, von einigen Beispielen abgesehen, zu einer fruchtbaren Symbiose gelangt sind. Dabei hat gerade die psychologisch orientierte Gerontologie in den letzten Jahren bemerkenswerte Fortschritte gemacht.

Entscheidend dazu beigetragen haben die Arbeiten von THOMAE und seiner Schule. Die Befunde einer in Bonn seit über zwanzig Jahren laufenden Längsschnittstudie belegen auch aus der Sicht des Psychologen die mehrdimensionale Determination des Alterns. Nicht die Tatsache des Vorrückens im kalendarischen Alter als solche, sondern die damit verbundene größere Wahrscheinlichkeit einer Erkrankung, die damit wahrscheinlicher werdenden sozialen Veränderungen und Schicksale tragen nach THOMAE (1978) zu etwaigen Veränderungen der Persönlichkeit bei. Falls aber die soziale Situation keine zu großen Beschränkungen mit sich bringt, falls keine zu starke gesundheitliche Belastung oder Behinderung auftritt, falls die Umgebung einen gewissen Anregungs- und Anreizwert behält und insbesondere die Zukunft noch gewisse Möglichkeiten bietet, dann kann man ein hohes Maß an Konstanz des Reagierens vom mittleren zum hohen Alter annehmen. THOMAE (1978) weist schließlich darauf hin, daß die Vielfalt der Momente, die auf den Alternsprozeß einwirken, eine außergewöhnliche große interindividuelle Variationsbreite bezüglich Art und Zeitpunkt von Persönlichkeitsänderungen erwarten läßt.

Das Werk von Ursula LEHR (1979) „Psychologie des Alterns" spiegelt in überzeugender Weise den hohen Stand wider, den die psychologisch orientierte Gerontologie erreicht hat. Ähnliches gilt u. a. für die Arbeiten von Anneliese EITNER (1977). Es wird eine reizvolle Aufgabe sein, aus der Fülle der Methoden und Befunde diejenigen auszuwählen, die sich für eine Bestimmung des biologischen Alters eignen. Tierexperimentelle Studien haben in diesem Sinne bereits zu ersten Ergebnissen geführt. So haben KMENT und seine Mitarbeiter im Rahmen multifaktorieller Untersuchungen über das biologische Alter der Ratte auch Gedächtnisleistungen getestet.

6. Multifaktorielle Studien im Tierexperiment

KMENT (36, 37, 38) und sein Schüler HOFECKER (29, 30, 31) sind in ihren Messungen des biologischen Alters von der Voraussetzung ausgegangen, daß der Alterswandel in möglichst vielen Körpersystemen erfaßt werden solle. Sie betrachten das Altern des multizellulären Organismus als komplexes Geschehen, das auf allen Ebenen der hierarchischen Organisation des Organismus zu einer Verminderung der bionomen Ordnung führt. Allgemein zutreffende Aussagen über multizelluläres Altern und seine Modifikation durch exogene und endogene Faktoren könnten daher nur unter Berücksichtigung dieser Komplexität gemacht werden. Multivariate Modelle des biologischen Alters, die Parameter verschiedener Organisationsniveaus des Organismus enthalten, dürften diesen Anforderungen am ehesten gerecht werden (38).

Die von den genannten Autoren aufgestellte Liste an Altersparametern entspricht im Prinzip durchaus den noch zu schildernden Bemühungen der Kliniker zur Entwicklung von Testbatterien. Neben morphologischen und biochemischen Merkmalen wurden die motorische Aktivität und, wie schon erwähnt, Lern- und Merkversuche an der Ratte getestet. Nach Angaben von SKALICKY et al. (1978) konnten durch verschiedene Kombinationen von 20—29 Variablen mehrere Modelle für das biologische Alter der Laboratoriumsratte entwickelt werden, die eine gute Übereinstimmung zwischen chronologischem und berechnetem biologischem Alter zeigten.

7. Klinische Studien

Die bisherigen Ausführungen haben bereits erkennen lassen, daß mit einem einzigen Parameter die Vielfalt des biologischen Alters nicht erfaßt werden kann. Dieser Erkenntnis entsprechen schon seit langer Zeit die Methoden zur Feststellung des biologischen Alters in der Phase der Entwicklung und des Wachstums. TANNER (1962) hat in diesem Sinne die Untersuchung von vier Systemen vorgeschlagen:

1. Das Skelettalter
2. Das Zahnalter
3. Das morphologische Alter (Gestalt, Körperlänge usw.) oder Proportionsalter
4. Das Alter nach den sekundären Geschlechtsmerkmalen.

In diesem Zusammenhang sei auf Untersuchungen verwiesen, mit deren Hilfe das Alter verstorbener Lebewesen ermittelt werden kann (18). Dabei stützt man sich in erster Linie auf Analysen der Schädel- und Beinknochen. Die Archäologen bedienen sich auf der Grundlage von Skelettbefunden zahlreicher moderner Verfahren, um das „Inhumationsalter“ ausgegrabener Individuen zu bestimmen. Eine Übersicht findet sich bei BERG (1964).

Aus dem Gesagten ergibt sich, daß sich für eine Bestimmung des biologischen Alters aus klinischer Sicht am ehesten der Einsatz von „Testbündeln“ oder „Testbatterien“ eignet. Die ersten Bemühungen dieser Art stammen wohl von

HOLLINGSWORTH et al. (1965), die an strahlenexponierten Einwohnern von Hiroshima und Nagasaki mit Hilfe solcher Komplexmethoden deren „Voralterung“ nachweisen konnten. Von 17 eingesetzten Parametern haben sie 9 ausgewählt, die sich am ehesten für eine Bestimmung des biologischen Alters eigneten. Dazu rechneten sie: Elastizität der Haut, systolischer Blutdruck, Vitalkapazität, Handmuskelkraft, Reaktion auf Lichtreize, Vibrometrie, Sehschärfe, Tonwahrnehmungen bestimmter Frequenzen und schließlich den Cholesterolspiegel im Blut.

CONARD (1960) hat folgende Kriterien für die Erfassung des biologischen Alters empfohlen:

1. Fünf Hauttests
   a) Beweglichkeit
   b) Elastizität
   c) Senile Veränderungen der Haut (Keratosis, Naevi, Pigmentation)
   d) Graues Haar
   e) Haarverlust
2. Vier Tests an Sinnesorganen
   a) Akkommodation der Augenlinse in Dioptrien
   b) Sehschärfe und SNELLENsche Tabellen
   c) Arcus senilis
   d) Gehörschärfe und Audiometrie
3. Drei Kreislauftests
   a) Blutdruck (systolisch, diastolisch)
   b) Periphere Arteriosklerose
   c) Arteriosklerose der Retina
4. Zwei neuromuskuläre Funktionstests
   a) Handmuskelkraft (Dynamometer)
   b) Reaktionszeitmessungen

Eine umfassende Testbatterie mit insgesamt 60 Parametern wurde 1969 von COMFORT empfohlen. In diesem Bündel sind Elemente der Studie von HOLLINGSWORTH ebenso enthalten wie Hinweise von GITMAN (1969), der ein klinisches Screening entworfen hatte. Der Vorschlag von COMFORT (1969) enthielt übrigens auch psychometrische Tests sowie bioptische Verfahren. Er ist allerdings, soweit erkennbar, niemals im größeren Stil erprobt worden, was sich mit der Zahl der empfohlenen Methoden zwangsläufig erklärt.

In die Studien von CLARK (1960) sowie CIUCĂ und JUCOVSKI (1969) wurden dann auch sozial-ökonomische Befunde einbezogen. Bemerkenswert ist bei den letztgenannten Autoren auch die Erfassung der Arbeitsfähigkeit mit der Differenzierung in „physisch“ und „intellektuell“.

Auf einem interdisziplinären Symposion wurden 1972 in Kiew weitere Berichte über Untersuchungen zum biologischen Alter vorgelegt (15, 39, 44, 48). In der Diskussion spielte dabei die Auswahl geeigneter Methoden eine besondere Rolle, insbesondere auch die Frage, inwieweit man pathologische Werte, z. B. Blutdruckerhöhungen, zur Beurteilung des biologischen Alters heranziehen solle. Im gleichen Jahr veröffentlichte DIRKEN (1972) eine Übersicht über das funktionelle Alter von Industriearbeitern. Die mitgeteilte Testbatterie umfaßte kardiovaskuläre Parameter und verschiedene Reaktionszeitmessungen.

Von einer finnischen Arbeitsgruppe wurden in den letzten Jahren ebenfalls Untersuchungen mit Hilfe einer Testbatterie mitgeteilt (HEIKKINEN et al., 1976). Ein daraus ermittelter Index des biologischen Alters wurde an 460 „Normalpersonen" aufgestellt und davon ausgehend an Personen mit unterschiedlichen Belastungen überprüft. Das Verfahren umfaßte insgesamt 11 Parameter.

Abschließend sei darauf verwiesen, daß auch die Sportmedizin multifaktorielle Analysen zur Klärung bestimmter Fragestellungen eingesetzt hat (4). Bei derartigen Untersuchungen hat aber der Gesichtspunkt des biologischen Alters nicht zur Diskussion gestanden.

Eigene Studien wurden bereits an anderer Stelle veröffentlicht (48, 49, 51, 52). Weitere Ergebnisse werden im folgenden mitgeteilt.

7.1. Methodik

In Übereinstimmung mit den genannten Autoren wird von uns für die Bestimmung des biologischen Alters der Einsatz von Testbatterien für erforderlich gehalten. Bei der Auswahl der Methoden sind bestimmte Voraussetzungen zu beachten.

7.1.1. Prämissen

1. Die Testbatterie muß solche Areale des Organismus erfassen, die für die Einschätzung des biologischen Alters unter Einbeziehung physischer sowie psychischer Merkmale von Bedeutung sind. Die Auswahl der Methoden hängt naturgemäß von den subjektiven Vorstellungen des Untersuchers, aber auch von seinen objektiven Möglichkeiten ab. Ferner ist die Aussagekraft der Methoden abzuwägen. So ist z. B. zu diskutieren, ob Farbe und Dichte der Haare (33) tatsächlich von entscheidender Bedeutung für die biologische Substanz eines Menschen sind.
2. Die Registrierung der Befunde muß wertfrei erfolgen, d. h. ein krankhafter Wert muß in die Bestimmung des biologischen Alters genauso eingehen wie

ein gesunder, denn aus beiden resultiert der biologische Allgemeinzustand von Kollektiven oder Individuen. Diese Überlegung deckt sich mit der Meinung von FROLKIS (1975), wonach eine Gruppe sich gesetzmäßig mit dem Alter verädernder Größen genauso einzubeziehen ist wie dynamisch homöostatische Merkmale. Darunter versteht er solche Parameter, die relativ rasch auf verschiedene Bedingungen der Lebenstätigkeit reagieren, wie etwa Blutdruck, Blutzucker und Lungenventilation.

3. Die Methoden der Testbatterie müssen eine quantitative Auswertung ermöglichen. Diese Forderung ergibt sich aus der Notwendigkeit, das biologische Alter mit Maß und Zahl zu fixieren, z. B. auch im Hinblick auf Longitudinaluntersuchungen.
4. Die Testbatterie muß realisierbar und zumutbar sein. Eine Untersuchung im höheren Lebensalter verlangt den Einsatz von Methoden, die jedem Menschen zugemutet werden können. Stärkere physische und psychische Belastungen sind bei Reihenuntersuchungen nicht zweckmäßig. Diese Erkenntnis setzt z. B. der von VERZÁR (1965) erhobenen Forderung deutliche Grenzen, in erster Linie solche Methoden anzuwenden, denen funktionelle Kriterien bei besonderer Belastung zugrunde liegen.

7.1.2. Testbatterien

Auf der Grundlage der genannten Prämissen wurden in der Gerontologischen Abteilung der Medizinischen Klinik der Karl-Marx-Universität seit 1972 verschiedene Testbatterien entworfen und auf ihre Brauchbarkeit überprüft. Dabei hat sich besonders ein Methodenmuster bewährt, das aus 12 Parametern zusammengesetzt ist und sich auf vier Organ- und Funktionsbereiche verteilt.

Kardiopulmonales System

- Blutdruck systolisch in kPa
- Blutdruck diastolisch in kPa
- Vitalkapazität in l
- Arterieller Sauerstoff-Partialdruck (pO_2) in kPa
- Messung der Pulsfrequenz vor und nach Belastung durch Stufensteigen (modifizierter RUFFIER-Test nach HEBENSTREIT und BEUKER (1971))

Sinnesorgane, Psyche

- Visusbestimmung, Mittelwerte beider Augen
- Audiogramm nach FOWLER-SABINE, prozentualer Gehörverlust
- Colour-word-Test nach STROOP, Leseleistung in s
- Bewegungsschnelligkeit, Fallstab in cm

Bewegungsapparat

- Handkraft, Handdynamometer in N
- Sehnenstreckvermögen nach EMMRICH (1963) in Grad

Gebiß

- Bestimmung der zerstörten (decayed), fehlenden (missing) und gefüllten (filled) Zähne, DMF-Zahl

Methodische Einzelheiten und dazugehörige Literaturhinweise finden sich in der Medizinischen Dissertation A von JUNKER, PÖTHIG und SCHWERDTNER (1975).

Die Untersuchung eines Menschen mit dieser Testbatterie dauert im Durchschnitt etwa 30 Minuten. Sie ist so angelegt, daß sie von einer Einzelperson durchgeführt werden kann. Die einzige invasive Methode ist die Bestimmung des pO_2.

7.2. Mathematische Berechnung

Die Berechnung des biologischen Alters erfolgt in drei Arbeitsgängen.

1. Berechnung von Teilindexwerten (TI)

   Zunächst wird für jede Methode ein günstigster (G) und ein ungünstigster (U) Wert festgelegt. Mit Hilfe dieser Größen läßt sich der im Einzelfall gemessene Wert (W) in den Teilindex (TI) umrechnen. Diese Art der Berechnung stellt im Prinzip eine Normierung dar, die ermittelten Werte liegen alle zwischen 0 und 1.

2. Berechnung eines biologischen Indexes (BI)

   Aus der Summation der Teilindizes und der Division durch ihre Anzahl wird das arithmetische Mittel der Indexwerte bestimmt und als biologischer Index (BI) bezeichnet.

3. Berechnung des biologischen Alters (BA)

   Für die Ermittlung des biologischen Alters erfolgt schließlich eine mathematische Wichtung der einzelnen Parameter. Die als Regressionskoeffizienten berechneten Wichtungsfaktoren ergeben multipliziert mit der Summe der Teilindexwerte das biologische Alter. Bei einer solchen mathematischen Wichtung ist von der Annahme auszugehen, daß im Mittel für Normalpersonen das biologische Alter gleich dem chronologischen ist.

Die genannten mathematischen Voraussetzungen wurden von Ilse SAUER entwickelt. Für viele Hinweise sind wir Herrn Prof. Dr. sc. Walter BEIER, Direktor des Instituts für Biophysik der KMU Leipzig, zu großem Dank verpflichtet.

7.3. Untersuchungen an Normalpopulationen

Es ist erforderlich, für jede Testbatterie eine sogenannte Normalkurve aufzustellen. Damit sind folgende Ziele verbunden:

1. Es ist zu prüfen, inwieweit die entworfene Testbatterie den Anforderungen entspricht und für die Ermittlung verwertbarer Resultate geeignet ist.
2. Es ist eine Basis für Vergleichsuntersuchungen zu schaffen, die sowohl ausgewählte Kollektive (z. B. Krankheitsgruppen) als auch bestimmte Parameter, etwa aus dem Bereich der Physiologie oder Biochemie, betreffen können.
3. Die Normalkurve wird für die Berechnung des biologischen Alters einer Einzelperson benötigt.

7.3.1. Querschnittsanalysen

Bei dieser Untersuchungstechnik werden in der Gerontologie Personen unterschiedlicher Altersgruppen miteinander verglichen.

Die Ergebnisse einer Ausgangsstudie mit der dargestellten Testbatterie beruhen auf der Erfassung von 340 Personen (198 Männer, 142 Frauen), die auf Grund einer Allgemeinuntersuchung als gesund angesehen werden konnten, die Frage nach ihrem Wohlbefinden positiv beantworteten und ein Normalgewicht im Sinne der Tabellen von MÖHR und JOHNSON (1972) aufwiesen.

Die für die einzelnen Altersgruppen errechneten Mittelwerte lagen im Durchschnitt etwas unter dem chronologischen Alter (Abb. 3), d. h., die untersuchten

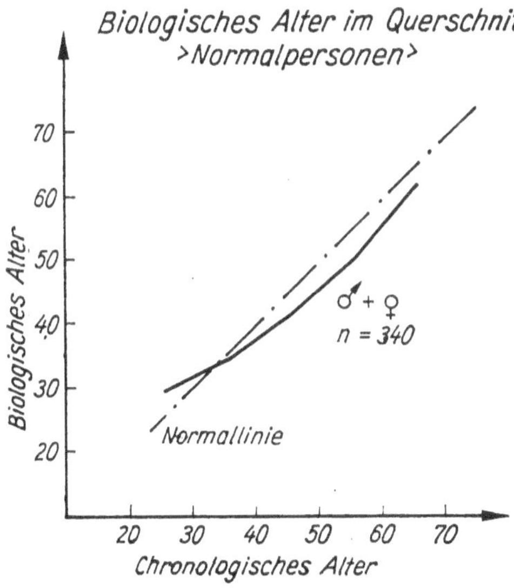

Abb. 3

Personen waren im Sinne unseres Verfahrens biologisch jünger als es ihrem kalendarischen Alter entsprochen hätte. Dieser Befund könnte sich damit erklären, daß die Frage nach dem Wohlbefinden vorwiegend solche Personen positiv beantworten, deren Gesundheitszustand besonders gut ist. Solche Vermutungen können allerdings nicht belegt werden.

Die Aufgliederung nach der Sexualdifferenz (Abb. 4) läßt erkennen, daß die Männer biologisch älter waren als die Frauen. Die Differenz von 4,4 Jahren im 7. Dezennium korreliert in hoher Annäherung mit den statistischen Angaben über die mittlere Lebenserwartung der beiden Geschlechter in der DDR (1975: Männer 68,52 Jahre, Frauen 74,04 Jahre = 5 Jahre).

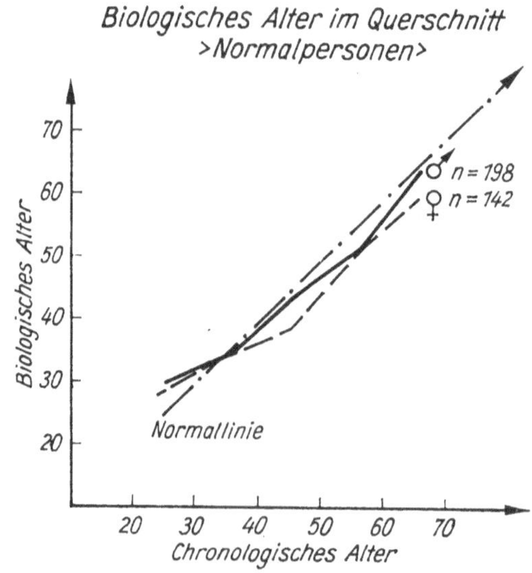

Abb. 4

Ergänzend zu dieser Normalserie sollen Untersuchungen mitgeteilt werden, die an 93 Rentnern eines Feierabendheimes durchgeführt wurden. Bei den Probanden im Alter von 60 bis 87 Jahren konnte eine positive Abweichung des biologischen vom chronologischen Alter um etwa 4 Jahre festgestellt werden. ZOTTER (1978) führte als mögliche Ursache dieses Phänomens drei Gründe an (Abb. 5):

- Günstigere Lebensbedingungen
- Geringe Morbiditätsrate
- Selektion biologisch „junger" Personen in den höchsten Altersstufen.

Die Ergebnisse unterstreichen den Hinweis von BOURLIÈRE (1971), wonach „Normalwerte" über das biologische Alter nicht in Krankenhäusern, Polikliniken oder Sozialeinrichtungen gewonnen werden sollten.

Tafel I

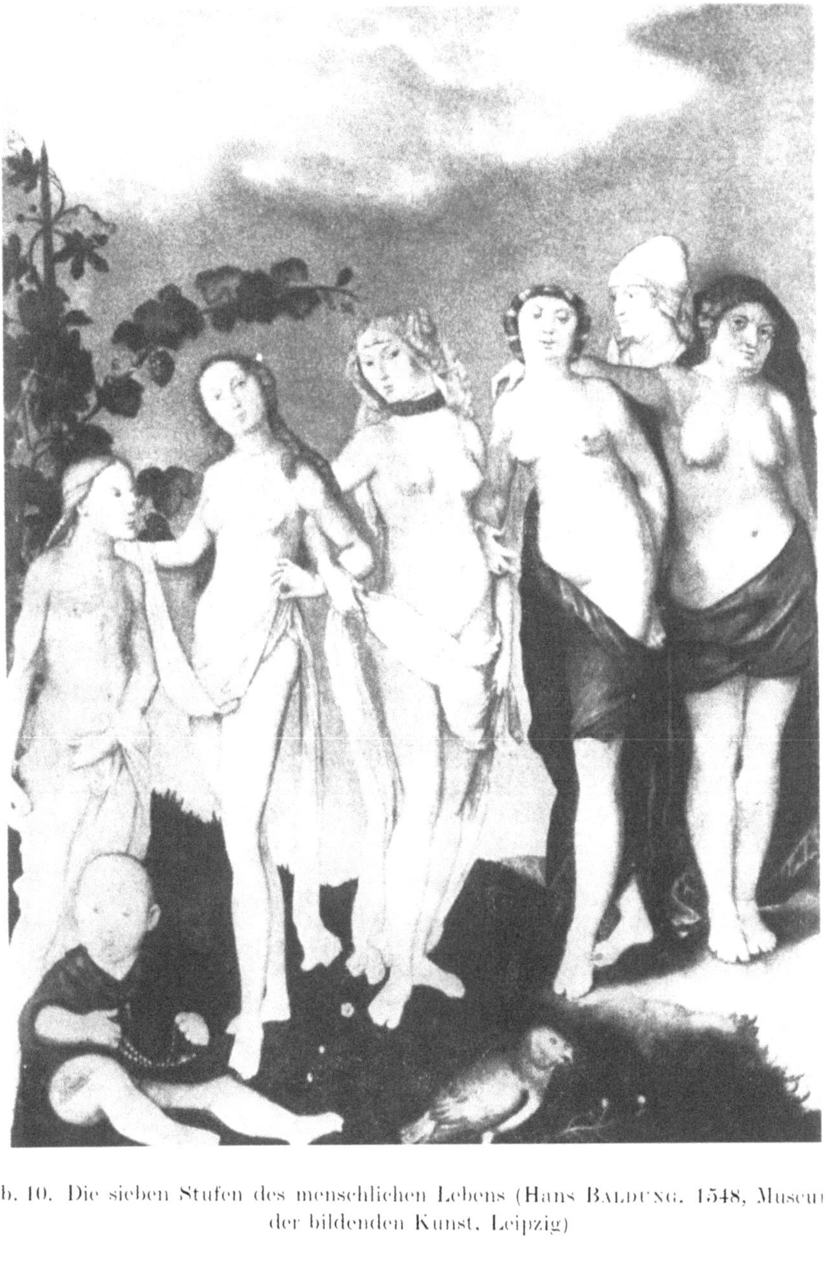

Abb. 10. Die sieben Stufen des menschlichen Lebens (Hans BALDUNG, 1548, Museum der bildenden Kunst, Leipzig)

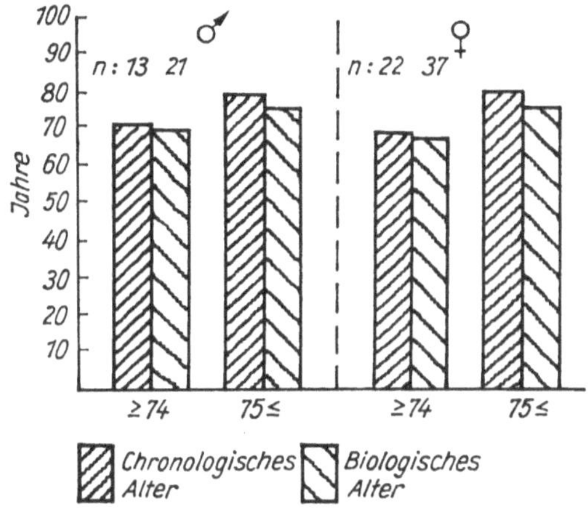

Abb. 5. Biologisches Alter von Bewohnern eines Feierabendheimes (61)

7.3.2. Längsschnittanalysen

Um zu einer besseren Beurteilung von Alternsveränderungen zu kommen, ist man in der Gerontologie in den letzten Jahrzehnten zum Einsatz von Längsschnittuntersuchungen übergegangen. Die Methodik solcher Longitudinalstudien besteht darin, daß man identische Gruppen in bestimmten Zeitabständen untersucht. Die Forderung nach der Anwendung der Longitudinaltechnik wurde vor allem mit der fraglichen Aussagekraft von Querschnittsanalysen begründet. Dazu gehören z. B. die Überdeckung individueller und differentieller Entwicklungsabläufe und die fehlende Berücksichtigung von Generations- und Milieueffekten. Den sinnfälligen Vorzügen der Längsschnittuntersuchung stehen allerdings Nachteile gegenüber, wie z. B. der sehr hohe zeitliche und finanzielle Aufwand, das Ausscheiden von Probanden und Mitarbeitern sowie die Weiterentwicklung eingesetzter Methoden. Entsprechende Hinweise finden sich an anderer Stelle (50).

Im Jahre 1976 wurde unter Einsatz der genannten Testbatterie eine Längsschnittstudie an 98 Personen begonnen. Die bisher vorliegenden Befunde der von Ingrid HUNECKE betreuten Serie (Abb. 6) ergaben insofern eine gewisse Überraschung, als die erfaßten Personen im Mittel bei der ersten Untersuchung ein schlechteres Resultat zeitigten als in den folgenden Jahren. Es scheint denkbar zu sein, daß die ersten Ergebnisse in den folgenden Jahren durch Gewöhnungs- und Trainingseffekte ausgeglichen werden können und sich somit verbessern. Das sexualdifferente Verhalten bestätigte in der Längsschnittserie die bereits in den Querschnittsbeobachtungen gefundenen Sexualdifferenzen.

Es ist selbstverständlich, daß die dargestellten Längsschnittanalysen in Anbetracht der sehr kurzen Dauer zunächst nur erste Informationen liefern können und keine verbindliche Aussagekraft haben.

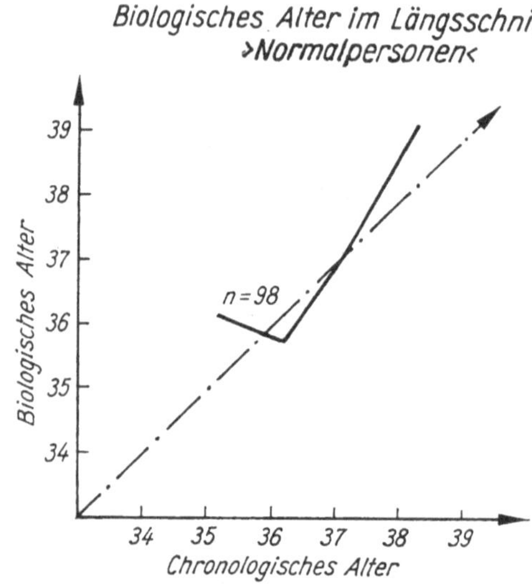

Abb. 6

7.4. Untersuchungen an Krankheitsgruppen

Wie schon ausgeführt, gehört zu den Zielstellungen bei der Bestimmung des biologischen Alters die Zustandsanalyse bestimmter Kollektive unter Berücksichtigung unterschiedlicher dispositioneller oder expositioneller Faktoren. Erinnert sei in diesem Zusammenhang an die bereits erwähnten Studien in Hiroshima und Nagasaki.

Im gleichen Sinne interessiert das biologische Alter von Personen oder Gruppen, die an bestimmten Krankheiten leiden. Ein interessantes Beispiel haben in dieser Hinsicht die Rumänen CIUCĂ und JUKOVSKI (1965) geliefert, die eine biologische Voralterung an Bewohnern einer Kropfregion feststellten.

Studien an verschiedenen Krankheitsgruppen erfolgten in Leipzig auf der Grundlage der vorgegebenen Prämissen. Es wurden demzufolge krankhafte Befunde wertfrei in die Berechnung einbezogen. Es wurde ferner nicht berücksichtigt, ob der jeweilige Wert einen akuten oder chronischen Prozeß signalisiert und wie lange er bereits besteht. Die Entwicklung oder Rückbildung krankhafter Befunde ist natürlich am besten mit Hilfe der Longitudinal-

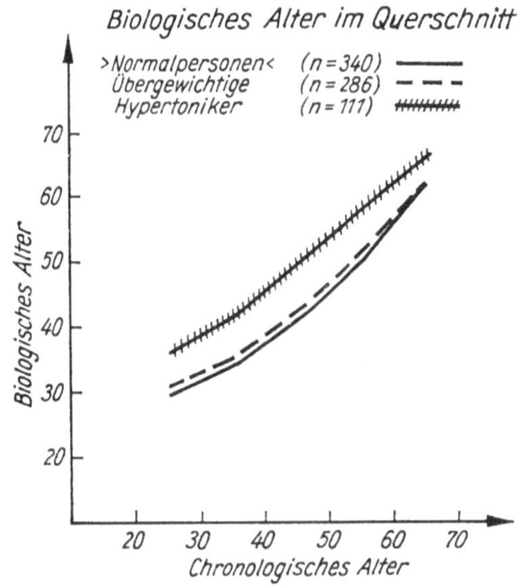

Abb. 7

technik zu registrieren und als Forschungsziel für zukünftige Vorhaben anzusehen. Dabei ist auch die Ätiologie bestimmter Noxen ins Auge zu fassen. Allerdings liegen besondere Schwierigkeiten bei der Analyse der genannten Phänomene in ihrer Quantifizierung.

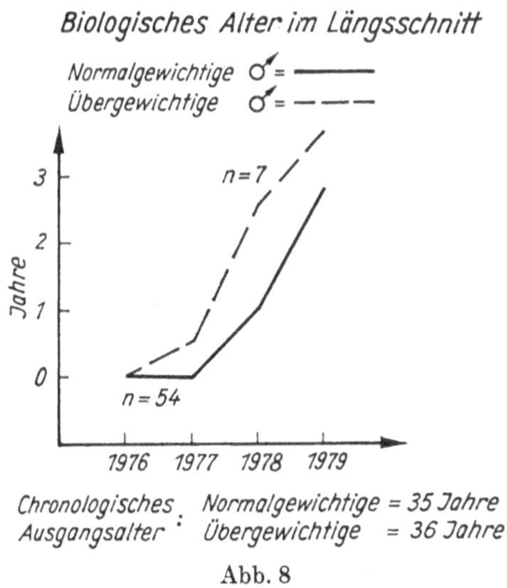

Abb. 8

Trotz der genannten Einschränkungen haben verschiedene Serien zu interessanten Ergebnissen geführt. Bemerkenswert ist die Feststellung, daß Übergewichtige und Hypertoniker eine deutliche Voralterung erkennen ließen (Abb. 7), ebenso jugendliche Diabetiker und Frauen mit Hyperlipoproteinämien. Diese Befunde entsprechen den bekannten Erfahrungen über den Risikocharakter solcher Störungen für den normalen Lebensablauf.

Die bisher im Querschnitt gewonnenen Ergebnisse können in bezug auf Übergewichtige durch die Befunde der Längsschnittstudie ergänzt werden (Abb. 8), die eine Voralterung von 7 extrem übergewichtigen Männern erkennen läßt.

7.5. Ermittlung des individuellen biologischen Alters

Es bleibt darzustellen, wie das biologische Alter eines Individuums ermittelt werden kann. Hierfür werden die Resultate einer „Normalserie" benötigt. Im Einzelfall ist der entsprechende Wert des biologischen Indexes in der Normalkurve aufzusuchen und das ihm entsprechende chronologische Alter zu ermitteln. Dieses entspricht dann dem biologischen Alter der untersuchten Einzelperson (Abb. 9). Aus diesem Verfahren leitet sich das biologische Alter von Individuen wie folgt ab:

„Das biologische Alter eines Individuums, charakterisiert durch einen Index, ist gleich dem chronologischen Alter eines zur Normalpopulation gehörenden Individuums mit gleichem Index."

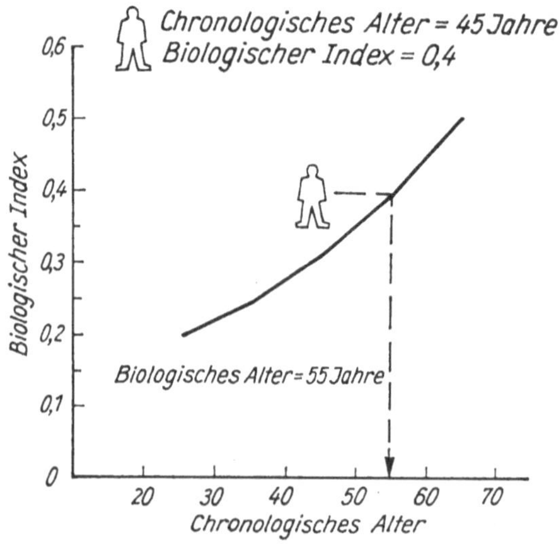

Abb. 9. Skizze zur Bestimmung des individuellen biologischen Alters

8. Schlußfolgerungen

Auf der Grundlage der bisher an etwa 1200 Probanden und Patienten erhobenen Befunde lassen sich zum gegenwärtigen Zeitpunkt folgende Erkenntnisse formulieren:

1. Für die Bestimmung des biologischen Alters eignet sich am ehesten der Einsatz von Testbatterien, die den Allgemeinzustand eines Individuums, gleichsam wie eine Momentaufnahme, zu einem bestimmten Zeitpunkt seines Lebens multifaktoriell registrieren und widerspiegeln. Als problematisch sind dabei die Auswahl der Methoden und ihre Quantifizierung anzusehen.
2. Wie groß die Palette der Möglichkeiten beim Aufbau einer Testbatterie für eine multifaktorielle Analyse des Organismus ist, zeigt eine von STREHLER (1976) zusammengestellte Übersicht über die Kategorien der Alternsveränderungen überhaupt. Es fragt sich z. B., ob manche im allgemeinen als typisch bezeichneten Alternsmerkmale wie Haarausfall oder Faltenbildung der Haut für den biologischen Allgemeinzustand tatsächlich von gravierender Bedeutung sind. Andere ebenfalls als charakteristisch angesehene Alternsphänomene, wie nachlassendes Seh- oder Hörvermögen sowie Zahnausfälle, lassen sich prinzipiell kompensieren und spielen als Risikoträger für den Lebensablauf keine nennenswerte Rolle.
   Die Ausarbeitung abgestimmter und zumutbarer Methodenmuster wird daher eine vorrangige Aufgabe aller zukünftigen Bemühungen sein müssen, wobei man unter Umständen nach Absicht und Ziel unterschiedliche Wege beschreiten kann.
3. Die Testbatterie muß den menschlichen Organismus in seiner Ganzheit und Vielfalt erfassen. Diese Forderung wurde bisher noch nicht in wünschenswerter Weise erfüllt. Die meisten Bemühungen galten vor allem der Erfassung physischer Parameter unter Vernachlässigung psychischer und psychosozialer Elemente. Es ist daher dringend geboten, die Untersuchungsspektren durch geeignete Methoden zu ergänzen. In neueren Untersuchungen haben Dagmar PÖTHIG und ROTH (1980) den Einsatz von psychomotorischen Verfahren vorgeschlagen. Sie empfehlen zum Einbau in eine physisch orientierte Testbatterie folgende Parameter:

   Colour-word-Test
   LANDOLT-Konzentrations-Zeit-Test
   Optische Reaktionszeit
   Akustische Reaktionszeit
   Viseomotorische Koordinationsfähigkeit
   Tapping (psychomotorisches Grundtempo)
   Labyrinth-Lern-Test

Weiterhin haben sich Dagmar PÖTHIG und Renate HOCHAUF (1980) darum bemüht, Verfahren zur Erfassung sozialer Lernprozesse in die Testbatterie einzubeziehen. Sie bedienten sich dazu einer von FELDES und BACH (1975) vorgeschlagenen Methodik, mit deren Hilfe folgende Merkmale erfaßt werden können:

Soziale Differenzierungsfähigkeit
Sensitivität im Sozialverhalten
Realismus im Sozialverhalten
Identifikationsfähigkeit im Sozialverhalten

Es wird zu prüfen sein, inwieweit sich derartige Verfahren in eine Testbatterie einbauen lassen. Die besondere Schwierigkeit bei der Erfassung psychischer Phänomene liegt natürlich in ihrer Quantifizierbarkeit, insbesondere z. B. in bezug auf die Persönlichkeitsstruktur.

4. Die Festlegung des biologischen Alters erfolgt bei Einsatz einer Testbatterie durch Normierung der Einzeldaten und einem daraus abzuleitenden biologischen Index. Problematisch ist bei einem solchen Vorgehen die Wichtung der einzelnen Parameter. CONARD (1960) setzte die klinischen Altersdaten in Prozentzahlen (25, 50, 75, 100%) in Beziehung zum Stärkegrad der betreffenden Erscheinung. In eigenen Untersuchungen wurde die Stärke des Zusammenhangs zwischen den einzelnen Parametern und dem Alter im Sinne einer mathematischen Wichtung aus Korrelationskoeffizienten ermittelt. Für die Aufstellung der Normalkurve ist dabei eine statistisch gesicherte Altersabhängigkeit der Einzelwerte zu fordern.
In diesem Zusammenhang sei auf eine Arbeit von LOHMANN (1977) verwiesen, der die Ergebnisse der Testbatterie in bezug auf die Interpretation von Absterbekurven ausgewertet hat. Nach seinen Berechnungen zeigen die Altersabhängigkeiten der Körperfunktionen nicht eine lineare, sondern eine exponentielle Zunahme. Unter Berücksichtigung dieses Ergebnisses kommt er zu einer zwangslosen Interpretation der Absterbekurve einer Population (Gompertzfunktion), da man die Sterbewahrscheinlichkeit (Sterberate) proportional zu einer Alternsfunktion setzen könne.
5. Verständlicherweise kann eine solche Testbatterie die Allgemeinuntersuchung nicht ersetzen. Diese bleibt eine conditio sine qua non. Der biologische Index umfaßt nicht alle Areale menschlicher Organe und Funktionen und muß daher, wie auch immer, ein diagnostischer Torso bleiben. Er ist in diesem Sinne nur als Teil einer ärztlichen Untersuchung einzuschätzen, der zur Klärung bestimmter Fragestellung eingesetzt werden kann, nicht mehr, aber auch nicht weniger.

In diesem Sinne erlauben die Ergebnisse natürlich auch keine Voraussage über die weitere Lebensdauer, auch wenn bei bestimmten Populationen,

Gruppen oder Individuen Zeichen einer Voralterung erkennbar sein sollten. Ihre Korrektur kann, wie schon angedeutet, durch gezielte Maßnahmen durchaus möglich sein.

6. Dringend geboten ist die Standardisierung der Untersuchungsmethoden und -programme. Zu diesem Zweck sind in geeigneten Zentren spezielle gerontologische Funktionslaboratorien zu entwickeln. Der Aufbau derartiger Einrichtungen bedarf der Mitwirkung aller in Frage kommenden Spezialisten, um die gewählten Methoden in der erforderlichen Qualität einsetzen zu können.
7. Es bleibt schließlich die Frage nach der Motivation derartiger Studien zu beantworten. Einige Hinweise sollen zeigen, daß die Bestimmung des biologischen Alters für alle Bereiche der Gerontologie und wohl darüber hinaus von großer Bedeutung ist.

- Mit Hilfe solcher Untersuchungen ist es möglich, den Alternsprozeß bestimmter Populationen und Kollektive zu erfassen. Wichtig ist in dieser Hinsicht die Analyse von expositionellen Noxen, also der Umwelt im weitesten Sinne.
- Ferner lassen sich mit derartigen Studien Risikofaktoren für den menschlichen Lebenslauf erkennen. Man kann somit zur Bekämpfung solcher Alarmzeichen beitragen.
- Weiterhin können auf diese Weise bestimmte Probleme für den einzelnen gelöst werden, so z. B. bei der Frage nach der effektiven Leistungsfähigkeit, etwa an der Grenze des Rentenalters oder bei Berufswechsel.
- Nicht zuletzt ist zu hoffen, daß man mit solchen Methoden exakte und objektivierbare Kriterien für die Überprüfung geriatrischer Therapieformen in die Hand bekommt, um auf diesem Gebiet endlich aus dem Stadium der Spekulationen herauszukommen. Bemerkenswerterweise hat auch Kment (1978) seine tierexperimentellen Untersuchungen als wichtige Grundlage für die Erprobung der Geriatrika angesehen.

Das entscheidende Motiv für Studien zur Erfassung des biologischen Alters sind demnach Anforderungen der Praxis. Von solchen Überlegungen ist auch die Weltgesundheitsorganisation ausgegangen, deren Europa-Büro in Kiew 1963 die Gerontologen aller Arbeitsrichtungen aufgerufen hat, Methoden zur Ermittlung des biologischen Alters zu finden.

Studien über das biologische Alter sind demnach durch gewichtige Motive hinreichend begründet. Es ist allerdings geboten, daß der Wissenschaftler, der sich der Vielfalt der menschlichen Natur mit Maß und Zahl nähert, nicht jene Ehrfurcht vor dem Lebendigen verliert, die Albert Schweitzer vom Arzt nachdrücklich gefordert hat.

In bewundernswerter Weise haben sich Meister der bildenden Kunst mit den Phänomenen des Alterns auseinandergesetzt. Zu den klassischen Werken dieser Art gehört das Bild „Die sieben Stufen des menschlichen Lebens“ von Hans BALDUNG genannt GRIEN (1484/85—1549). Diese Frauengestalten (Abb. 10) veranschaulichen die Phasen des menschlichen Lebens nicht allein im Sinne formaler Veränderungen, sondern sind geprägt von den geistigen und seelischen Wandlungen, denen der Mensch im Laufe seines Daseins unterliegt.

Literatur

(1) BALÁZS, A.: Ewige Jugend? Leipzig—Jena—Berlin: Urania-Verlag 1977

(2) BEIER, W., K.-H. BREHME und D. WIEGEL: Biophysikalische Aspekte des Alterns multizellulärer Systeme. Leipzig: VEB Georg Thieme 1973

(3) BERG, S.: Die Altersbestimmung von Skelettfunden als forensische und archäologische Aufgabe. Münch. med. Wschr. **106** (1964), 989—995

(4) BEUKER, F.: Anwendung komplexer Leistungsprüfverfahren in der Praxis des Freizeit- und Erholungssports.
Med. Diss. B, Leipzig 1975

(5) BOURLIÈRE, F.: The assessment of biological age in man. Geneva: World Health Org. 1971

(6) BÜRGER, M.: Feststellung und Bedeutung des biologischen Alters gegenüber dem kalendarischen. Zschr. inn. Med. **9** (1954), 961—966

(7) BÜRGER, M.: Biomorphose — die Lebenswandlungskunde des menschlichen Organismus und seiner Funktionen. Kurse ärztl. Fortbild. (1956), 409—423

(8) BÜRGER, M.: Altern und Krankheit als Problem der Biomorphose. 4. Aufl. Leipzig: VEB Georg Thieme 1960

(9) BUMM, P., B. KRÜGER und E. LANG: Audiologische Ergebnisse der Altersschwerhörigkeit. Z. Gerontologie **13** (1980), 113—119

(10) ČEBOTAREV, D. F.; MINC, A. Ja.: In: D. F. ČEBOTAREV., G, BRÜSCHKE, U. J. SCHMIDT und F. H. SCHULZ: Handbuch der Gerontologie, Bd. 1. Jena: VEB Gustav Fischer 1978

(11) CIUCĂ, Al. und Vl. JUCOVSKI: Eine neue Methode zur Schätzung des „biologischen Alters“ durch Massenuntersuchungen. Münch. med. Wschr. **31** (1965), 1507—1513

(12) CLARK, J. W.: The age dimension: a factorial analysis of individual differences with age on psychological and physiological measurements. J. Gerontol. **15** (1960), 183—187

(13) COMFORT, A.: Test-battery to measure ageing-rate in man. Lancet **27** (1969), 1411—1415

(14) CONARD, R. A.: An attempt to quantity some clinical criteria of aging. J. Gerontol. (1960), 358—369

(15) DILMAN, V.: Biological age and its determination in the light of elevation mechanism of ageing. 9. Int. Kongr. Geront., Kiew 1972

(16) DIRKEN, J. M.: Functional age of industrial workers. Walters Noordhoff Publishing 1972

(17) DUANE, A.: Accommodation. Arch. Ophthal. **5** (1931), 1—14

(18) DÜRWALD, W.: Die forensische Osteologie. In: PROKOP, O.: Lehrbuch der gerichtlichen Medizin. Berlin: VEB Volk und Gesundheit 1960
(19) EITNER, A.: Zu einigen Aufgaben, Zielen und Programminhalten der Geropsychohygiene bei der Vorbereitung auf das Alter. Fortbildungslehrgang Geriatrie der DDR, Berlin 1977
(20) EMMRICH, R.: Die Hydroxyprolinausscheidung im Harn bei Endoangiitis und Arteriosclerosis obliterans. Zschr. inn. Med. **24** (1969), 747—749
(21) EMMRICH, R. und J. SCHWARZ: Die Gelenkbeweglichkeit in Abhängigkeit vom Alter und ihr Verhalten bei verschiedenen Krankheiten. Z. Alternsforsch. **16** (1963), 297—303
(22) FELDES, D. und O. BACH: Über kooperative Beziehungen zwischen psychiatrischen Patienten und ihrer Umwelt. Med. Diss. B, Leipzig 1975
(23) FROLKIS, W. W.: Mechanismen des Alterns. Berlin: Akademie-Verlag 1975
(24) GITMAN, L.: Department of Community Health: Multiphasic Health Screening Center Reference Manual. Brockdale Hospital Center, N. Y., 1969
(25) GROTE, L. R.: Zeit und Leben. Hippokrates (Stuttgart) **27** (1956), H. 9
(26) HEBENSTREIT, A. und F. BEUKER: Medizinische Leistungsprüfverfahren in der volkssportlichen Praxis. Wiss. Z. DHfK **13** (1971), 89—93
(27) HEIKKINEN, E., H. SUOMINEN, P. POHJOLAINEN, T. PARKATTI und A. KIISKINEN: Assessment of biological age. 5. European Symposium on Basic Research in Gerontology. Weimar 1976
(28) HERCZEG, A. B.: Das Weidwerk in Bildern. Berlin: VEB Deutscher Landwirtschaftsverlag 1975
(29) HOFECKER, G.: Untersuchungen zur isometrischen Messung und mathematischen Analyse des Altersparameters chemische Kontraktion-Relaxation von Rattenschwanzsehnen. Habilitationsschrift, Wien 1975
(30) HOFECKER, G.: Teste zur Bestimmung des biologischen Alters der Laboratoriumsratte. Wien. tierärztl. Mschr. **63** (1976), 46—53
(31) HOFECKER, G.: Messungen des biologischen Alters im Tierversuch. akt. gerontol. **6** (1976), 103—110
(32) HOLLINGSWORTH, J. W., A. HASHIZUME und S. JABLON: Correlations between tests aging in Hiroshima subjects. An attempt to define „physiologic age". Yale J. Biol. Med. **38** (1965), 11—26
(33) HOLLINGSWORTH, J. W.; G. ISHI und R. A. CONARD: Skin aging and hair graying in Hiroshima. Geriatrics **16** (1961), 27—36
(34) HOLLMANN, W., H. LIESEN, R. ROST und K. KAWAHATS: Über das Leistungsverhalten und die Trainierbarkeit im Alter. Z. Gerontologie **11** (1978), 312—324
(35) JUNKER, B., D. PÖTHIG und U. SCHWERDTNER: Erarbeitung eines Modells zur Objektivierung des biologischen Alters. Med. Diss. A, Leipzig 1973
(36) KMENT, A.: Altern und Geriatrie aus der Sicht der experimentellen Gerontologie. akt. gerontol. **8** (1978), 214—252
(37) KMENT, A., G. HOFECKER und H. NIEDERMÜLLER: Langzeituntersuchung über den

Einfluß von Lauftraining, reduziertem Nahrungsangebot und parenteral verabreichten Testiszellen auf verschiedene Altersparameter. 1. Wiener Symposium über experimentelle Gerontologie, 1976

(38) KMENT, A., G. HOFECKER, H. NIEDERMÜLLER und M. SKALICKY: Die Auswirkungen verschiedener experimenteller Einflüsse auf ein multivariates Modell des biologischen Alters der Ratte. 2. Wiener Symposium über experimentelle Gerontologie, 1978

(39) KNOPP, A. A.: Cardiovascular age and its determination. 9. Int. Kongr. Geront., Kiew 1972

(40) KRÜGER, B.: Das Sprechgehör im Alter
Z. Gerontologie **13** (1980), 120—148

(41) LEHR, U.: Psychologie des Alterns. 3. Aufl. Heidelberg: Quelle und Meyer 1977

(42) LOHMANN, W.: Altersindex und Interpretationen der Absterbekurven. Z. Alternsforsch. **32** (1977), 461—466

(43) MÖHR, M. und D. JOHNSON: Tabellen zur Beurteilung des Körpergewichtes erwachsener Männer und Frauen nach ihrem Optimalgewicht. Z. ärztl. Fortbild. **66** (1972), 1052—1064

(44) ORDY, J. M.: Biological age and its determination: an interdisciplinary study. 9. Int. Kongr. Geront., Kiew 1972

(45) PLATTIG, K.-H., G. KOBAL und W. THUMFART: Die chemischen Sinne Geruch und Geschmack im Laufe des Lebens — Veränderungen der Geruchs- und Geschmackswahrnehmung.
Z. Gerontologie **13** (1980), 149—157

(46) PÖTHIG, D. und R. HOCHAUF: Zur Altersabhängigkeit sozialer Lernprozesse. Z. Alternsforsch. **35** (1980), 27—34

(47) PÖTHIG, D. und N. ROTH: Zum Einsatz psychomotorischer Verfahren bei der Bestimmung des biologischen Alters.
Z. Alternsforsch. **35** (1980), 221—229

(48) RIES, W.: Problems associated with biological age.
9. Int. Kongr. Geront., Kiew 1972

(49) RIES, W.: Problems associated with biological age.
Exp. Geront. **9** (1974), 145—149

(50) RIES, W.: Längsschnittstudien in der Gerontologie.
Dtsch. Gesundh.-Wesen **35** (1980), 529—533

(51) RIES, W., I. SAUER, B. JUNKER, D. PÖTHIG und U. SCHWERDTNER: Methodische Probleme bei der Erfassung des biologischen Alters. Zschr. inn. Med. **31** (1976), 109—113

(52) RIES, W., I. SAUER, B. JUNKER, D. PÖTHIG und U. SCHWERDTNER: Untersuchungen über das biologische Alter des Menschen.
Jahrb. Gerontologie und Geriatrie, Kiew 1976

(53) RUIZ-TORRES, A.: Kollagen und Alter. In: PLATT, D.: Experimentelle Gerontologie. Stuttgart: Fischer 1974

(54) SACHSENWEGER, R.: Die Beziehungen der Augenheilkunde zur Alternsforschung. Z. Alternsforsch. **21** (1968), 313—321

(55) SKALICKY, M., G. HOFECKER, H. NIEDERMÜLLER und A. KMENT: Multivariantenanalyse von Altersparametern der Ratte. 2. Wiener Symposium über experimentelle Gerontologie, 1978

(56) STREHLER, B. L.: Elements of a Unified Theory of Aging: Integration of Alternative Models. In PLATT, D. (Hrsg.): Alternstheorien. Stuttgart — New York: Schattauer 1976
(57) TANNER, J. M.: Wachstum und Reifung des Menschen. Stuttgart: Thieme 1962
(58) THOMAE, H.: Psychologische Probleme des Alterns. Internist 19 (1978), 421—426
(59) VERZÁR, F.: Experimentelle Gerontologie, Stuttgart: Enke 1965
(60) VERZÁR, F.: Biologie des Alterns. act. gerontol. 3 (1973), 579—589
(61) ZOTTER, J.: Untersuchungen über die Beziehungen zwischen biologischem Alter und Persönlichkeitsstruktur in den höheren Lebensjahren. Med. Diss. A, Leipzig 1978

Heft 4 Prof. Dr.-Ing. Dr. h. c. KURT SCHWABE, Analytische Probleme des Umweltschutzes
1975. 28 Seiten – 9 Abbildungen – 2 Tabellen – 8° – M 3,50

Heft 5 Prof. Dr. WOLFGANG BUCHHEIM, Die kopernikanische Wende und die Gravitation
1975. 36 Seiten – 2 Farbtafeln – 8° – M 5,–

Heft 6 Prof. Dr. HERMANN BERG, Photopolarographie und Photodynamic
1975. 19 Seiten – 2 Abbildungen – 2 Tabellen – 8° – M 3,–

Heft 7 Prof. Dr. MANFRED GERSCH, Probleme der Insektizide aus heutiger Sicht
1976. 36 Seiten – 9 Abbildungen – 2 Tabellen – 8° – M 4,–

Band 112

Heft 1 Prof. Dr. WALTER BREDNOW, Spiegel, Doppelspiegel und Spiegelungen – eine „wunderliche Symbolik" Goethes 1975. 28 Seiten – 4 Abbildungen – 8° – M 3,–

Heft 2 Prof. Dr. ARTUR LÖSCHE, Über negative absolute Temperaturen. Eine Einführung
1976. 26 Seiten – 12 Abbildungen – 8° – M 4,–

Heft 3 Prof. Dr. med. HERBERT JORDAN, Kurorttherapie: Prinzip und Probleme
1976. 31 Seiten – 10 Abbildungen – 1 Tabelle – 8° – M 4,50

Heft 4 Prof. Dr. FRIEDRICH WOLF / Dr. PETER FRÖHLICH, Zur Druckabhängigkeit von Ionenaustauschreaktionen 1977. 13 Seiten – 6 Abbildungen – 1 Tabelle – 8° – M 2,–

Heft 5 Prof. Dr. DIETRICH UHLMANN, Möglichkeiten und Grenzen einer Regenerierung geschädigter Ökosysteme 1977. 50 Seiten – 20 Abbildungen – 2 Tabellen – 8° – M 6,50

Heft 6 Prof. Dr. ERICH RAMMLER, Zwei Jahrzehnte Entwicklung des Einsatzes der Energieträger Kohle und Erdöl im Weltmaßstab 1977. 29 Seiten – 6 Abbildungen – 4 Tabellen – 8° – M 4,–

Heft 7 Prof. Dr. ULRICH FREIMUTH, Umweltprobleme in der Ernährung
1977. 32 Seiten – 3 Abbildungen – 4 Tabellen – 8° – M 4,–

Band 113

Heft 1 Prof. Dr. ERICH LANGE, Allgemeingültige Veranschaulichung des II. Hauptsatzes
1978. 22 Seiten – 10 grafische Darstellungen – 8° – M 4,–

Heft 2 Prof. Dr. HERBERT BECKERT, Bemerkungen zur Theorie der Stabilität
1977. 19 Seiten – 8° – M 2,50

Heft 3 Prof. Dr. sc. KLAUS DÖRTER, Probleme und Erfahrungen bei der Entwicklung einer intensiven landwirtschaftlichen Produktion im Landschaftsschutzgebiet des Harzes
1978. 20 Seiten – 6 Abbildungen, davon 4 farbige auf 2 Tafeln – 2 Tabellen – 8° – M 7,–

Heft 4 Prof. Dr. sc. med. HANS DRISCHEL, Elektromagnetische Felder und Lebewesen
1978. 31 Seiten – 14 Abbildungen – 2 Tabellen – 8° – M 5,–

Heft 5 Prof. Dr. MANFRED GERSCH, Wachstum und Wachstumsregulatoren der Krebse. Biologische Erkenntnisse und generelle Erwägungen
1979. 32 Seiten – 13 Abbildungen – 1 Tabelle – 8° – M 6,–

Heft 6 Prof. Dr. rer. nat. FRIEDRICH WOLF / Dr. rer. nat. URSULA KOCH, Über den Einfluß der chemischen Struktur von Dispersionsfarbstoffen auf deren Dispersionsstabilität
1979. 18 Seiten – 3 Abbildungen – 10 Tabellen – 8° – M 3,50

Heft 7 Prof. Dr. rer. nat. FRIEDRICH WOLF / Dr. rer. nat. WOLFGANG HEYER, Zur Sorption an Tetracalciumaluminathydroxysalzen 1980. 12 Seiten – 5 Abbildungen – 4 Tabellen – 8° – M 2,–

Band 114

Heft 1 Prof. Dr. HASSO ESSBACH, Morphologisches zur orthologischen und pathologischen Differenzierung und zum Anpassungs- und Abwehrvermögen der menschlichen Placenta
1980. 19 Seiten – 12 Abbildungen – 8° – M 4,–

Heft 2 Prof. Dr. med. WERNER RIES, Risikofaktoren des Alterns aus klinischer Sicht
1980. 19 Seiten – 9 Abbildungen, davon 1 Abbildung auf Tafel – 8° – M 4,–

Heft 3 Prof. Dr. OTT-HEINRICH KELLER, Anschaulichkeit und Eleganz beim Alexanderschen Dualitätssatz
1980. 19 Seiten – 8° – M 4,–

Heft 4 Prof. Dr. rer. nat. BENNO PARTHIER, Die cytologische Symbiose am Beispiel der Biogenese von Zellorganellen 1981. 29 Seiten — 16 Abbildungen — 2 Tabellen — 8° — M 6,—

Heft 5 Prof. Dr. F. WOLF / Dr. S. ECKERT / Dr. M. WEISE / Dr. S. LINDAU, Untersuchungen zur Synthese und Anwendung bipolarer Ionenaustauschharze 1980. 12 Seiten — 6 Tabellen — 8° — M 2,—

Heft 6 Prof. Dr. med. HERBERT JORDAN, Balneobioklimatologie — Eine Zielstellung im Mensch-Umwelt-Konzept 1981. 25 Seiten — 8 Abbildungen — 1 Tabelle — 8° — M 4,—

Band 115

Heft 1 Prof Dr. rer. nat. HERMANN BERG, Wilhelm Ostwald — Erkenntnisse über die Biosphäre 1981. 36 Seiten — 7 Abbildungen — 3 Tabellen — 8° — M 6,—

Heft 2 Prof. Dr. sc. KLAUS DÖRTER, Aphorismen zur Qualität des Bewässerungswassers 1981. 32 Seiten — 11 Abbildungen — 11 Tabellen — 8° — M 6,—

Heft 3 Prof. Dr. Ing. Dr. rer. nat h. c. PAUL GÖRLICH, Die geschichtliche Entwicklung des wissenschaftlichen Gerätebaus und seine zukünftige Bedeutung 1981. 36 Seiten — 8° — M 6,—

Heft 4 Prof. Dr WOLFGANG BUCHHEIM, Albert Einstein als Wegbereiter nachklassischer Physik 1981. 29 Seiten — 8° — M 4,—

Heft 5 Prof. Dr.-Ing. HERBERT KRUG, Die Technologie der Brikettierung von Weichbraunkohle im Lichte der Verfahrenstechnik und der besseren Nutzung dieses Energieträgers *In Vorbereitung*

Heft 6 Prof Dr. ERNST NEEF, Der Verlust der Anschaulichkeit in der Geographie und das Problem der Kulturlandschaft 1981. 33 Seiten — 8° — M 5,—

Band 116

Heft 1 Prof. Dr. WERNER RIES, Studien zum biologischen Alter *Vorliegendes Heft*

Einzel- oder Fortsetzungsbestellungen durch eine Buchhandlung erbeten

Sitzungsberichte bis Band 108
durch das Zentralantiquariat der Deutschen Demokratischen Republik, Leipzig
ab Band 107 durch den Akademie-Verlag, Berlin, zum Teil noch lieferbar

AKADEMIE-VERLAG

DDR-1086 Berlin, Leipziger Straße 3—4

FSC
www.fsc.org
MIX
Papier | Fördert
gute Waldnutzung
FSC® C083411

Zeitfracht Medien GmbH
Ferdinand-Jühlke-Straße 7
99095 Erfurt, Deutschland
produktsicherheit@kolibri360.de